W0264882

Ernst Modersohn

Aus meiner Hausapotheke

Hänssler-Verlag
Neuhausen-Stuttgart

ISBN 3 7751 0181-0

TELOS-Sondertaschenbuch Nr. S 821
1. Auflage bei TELOS

© Copyright 1978 by Hänssler-Verlag,
Neuhausen-Stuttgart
Umschlaggestaltung von Daniel Dolmetsch
Gesamtherstellung: Ebner, Ulm

Inhaltsverzeichnis

Aus Gottes Hand 6
In Gottes Hand 11
Das kommt nicht vor! 14
Erst das Lob und dann der Tadel 18
Geburtstagswünsche 20
Der Weg über die Zunge ist kurz 24
Ich bitte um Entschuldigung! 26
Betet ohne Unterlaß! 29
Das Dengeln der Sense verzögert das Mähen nicht 32
Der rechte Blick 34
Gott nimmt es genau! 40
Zweierlei Bibellesen 43
Die drei kleinen G 47
Freude – allewege! 50
Vom rechten Werfen 53
In himmlischen Örtern 58

Aus Gottes Hand

In die friedliche Gemeinde Philadelphia – auf deutsch: Bruderliebe – kommen »Leute aus des Satans Schule«, sagt der Herr in Offb. 3, 9. Was werden diese Leute in der Schule ihres Meisters wohl gelernt haben? Der Teufel, der Diabolos, ist der »Durcheinanderwerfer«, wie das Wort eigentlich zu übersetzen ist. Er richtet Verwirrung, Zwiespalt, Durcheinander an, wo er hinkommt. Das werden seine Schüler auch von ihm gelernt haben. Die arme Gemeinde Philadelphia, in die solche Satansschüler kommen! Wie wird es ihr ergehen!

Hast Du es nicht auch schon mit »Satansschülern« zu tun gehabt? Mit Menschen, die Dir das Leben schwermachten? Über die Du geklagt und gestöhnt hast? Sicherlich kennst Du sie auch. Du könntest wahrscheinlich gleich mehrere solcher Leute mit Namen nennen.

Wie hast Du auf sie reagiert? Nicht wahr – Du hast Dich über sie geärgert, Du hast Dich aufgeregt, so daß Du in der Nacht nicht schlafen konntest. Sie haben Dir viel Not bereitet.

Mir ist es auch so ergangen. Wie haben diese Satansschüler mir das Leben schwergemacht! Da half mir Gott, durch Offb. 3, 9 die rechte Stellung zu ihnen zu gewinnen, nicht mehr drunterzuliegen, sondern drüberzustehen, mich nicht mehr über sie zu ärgern.

Wie heißt denn dieser Vers?

»Siehe, ich werde geben aus des Satans Schule, die da sagen, sie seien Juden und sind's nicht, sondern lügen; siehe, ich will sie dazu bringen, daß sie kommen sollen und niederfallen zu deinen Füßen und erkennen, daß ich dich geliebt habe.«

Mit einem »Siehe« beginnt der Herr. Was bedeutet das?

Wir erinnern uns wohl noch, was unser Lehrer tat, wenn er in der Schule unsere Aufmerksamkeit auf sich lenken wollte. Vielleicht schrieben oder rechneten wir auf der Tafel oder im Heft, nun wollte er unsere Augen auf sich richten. Darum klopfte er mit seinem Schlüssel oder Taschenmesser ein paarmal auf das Pult. Das hieß: »Hierher sehen!« Nun richteten sich alle Augen auf ihn.

So heißt auch das »Siehe« im Munde Jesu soviel wie »Hierher sehen!« Wir machten nämlich den Fehler, auf die Satansschüler zu sehen. Wir konnten den Blick gar nicht von ihnen abwenden. Immer mußten wir uns mit ihnen beschäftigen – und uns über sie aufregen. Da ruft nun der Herr uns sein »Siehe!« zu: Ihr müßt nicht auf die Satansschüler sehen, sondern auf mich! Ich will euch einen Rat geben, was ihr mit den Satansschülern tun sollt!

Und dann kommen drei wichtige Worte. Sie heißen: »Ich werde geben.« Also – wer gibt die Satansschüler? Der Herr gibt sie. Kann das denn etwas Schlechtes sein, was der Herr gibt? Wir singen doch: »Was Gott tut, das ist wohlgetan.« Also müssen die Satansschüler doch auch etwas Gutes sein, vielleicht müssen sie uns einen Dienst leisten im Namen Gottes.

Was könnte denn aber der Herr mit diesen Satansschülern bezwecken? Die Antwort gibt uns Römer 8, wo der Apostel schreibt:

»Wir wissen aber, daß denen, die Gott lieben, alle Dinge zum besten dienen. Denn welche er zuvor ersehen hat, die hat er auch verordnet, daß sie gleich sein sollten dem Ebenbilde seines Sohnes.«

Was ist aber dieses Bild seines Sohnes? Immer wieder wird der Sohn Gottes dargestellt im Bilde eines Lammes, im Alten Testament wie im Neuen. Jesaja vergleicht den Herrn mit dem Lamm, das zur Schlachtbank geführt wird. Johannes der Täufer nennt ihn das Lamm Gottes, das der

Welt Sünde trägt. Petrus bezeichnet ihn als das unschuldige und unbefleckte Lamm. Im Himmel wird das Lied des Lammes gesungen. Da tönt es durch die Himmel: »Das Lamm, das erwürgt ist, ist würdig zu nehmen Kraft und Reichtum und Weisheit und Stärke und Ehre und Lob!«

In dieses Bild des Lammes sollen wir umgewandelt werden. Und dazu benutzt der Herr »alle Dinge« und in besonderer Weise auch die Satansschüler.

Wenn alle Menschen uns gegenüber lieb und freundlich wären, dann würde das Bild des Lammes nie bei uns in Erscheinung treten. Gerade diese Störenfriede braucht der Herr dazu: den unangenehmen Vorgesetzten, den schwierigen Kollegen, den faulen Untergebenen, den bösen Nachbarn und wer es sonst sein mag.

Ich liebe diesen kleinen Vers von Tersteegen sehr:

»Was geht's mich an, wie's der und jener macht
und wie man sich auch gegen mich beträget?
Mach ich's nur recht, steh ich nur auf der Wacht,
werd ich nur klein, werd ich nur rein gefeget –
denn scheure jeder, was er kann:
Gott schenkt's, Gott lenkt's – ich lieb' den Mann.«

Vor Jahren bekam ich einmal Besuch von einer Lehrerin, die sich mächtig über ihren Rektor beklagte. Ich könnte mir gar nicht denken, was das für ein Mann sei. Er lasse keinen anderen Willen im ganzen Schulsystem gelten, als nur den seinen, und man könne es ihm gar nicht recht machen. So sehr sie sich auch Mühe gebe, bei Lehrproben gut abzuschneiden – immer habe er etwas zu nörgeln und auszusetzen.

Mit großer Ausführlichkeit sang sie mir ihr Klagelied über ihren Rektor. Ich habe ihr geduldig zugehört. Als sie endlich fertig war, erwartete sie, daß ich sie trösten solle, daß sie mit einem solchen Manne zusammenarbeiten müsse.

Statt dessen verblüffte ich sie mit der Frage: »Haben Sie auch schon Gott für Ihren Rektor gedankt?«

Sie wiederholte das letzte Wort mit einem sehr langgezogenen a: »Gedaaankt? Für so etwas dankt man doch nicht!« Ich antwortete: »Aber das steht doch in der Bibel!« – »Wo steht das?« fragte sie.

Ich sagte: »Zum Beispiel in Epheser 5, 20: ›Saget Dank allezeit für alles Gott und dem Vater in dem Namen unseres Herrn Jesu Christi.‹

Und hier steht es noch einmal in 1. Thessalonicher 5, 18: ›Seid dankbar in allen Dingen, denn das ist der Wille Gottes in Christo Jesu an euch.‹

Steht das denn nicht in der Bibel?«

»Doch, es stimmt – das steht drin.«

»Und Sie haben noch nie danach gehandelt?«

»Nein – ich muß offen gestehen, daß mir der Gedanke noch nie gekommen ist, wirklich für alles zu danken.«

»Das wundert mich sehr. Sie sind doch schon lange bekehrt, nicht wahr?«

»Ja, das bin ich.«

»Nun, dann wird es aber Zeit, daß Sie lernen, das Wort Gottes ernst zu nehmen. Sehen Sie, als Sie mir Ihre Klagen über Ihren Rektor vortrugen, da habe ich Sie ein wenig studiert. Warum ist es Ihnen so unangenehm, daß Ihr Rektor keinen anderen Willen gelten läßt als nur den seinen? Nicht wahr, Sie möchten, daß es auch mal ein wenig nach Ihrem Willen ginge?« Sie nickte.

»Und warum ist Ihnen das so unangenehm, daß Sie bei Schulprüfungen nicht mit ›Sehr gut‹ abschneiden, wie Sie gerne möchten? Nicht wahr, Sie möchten gern, daß Sie – ich will nicht sagen: als die Beste, aber doch als eine der besten Lehrkräfte an der Schule gewertet werden?« Sie nickte wieder.

Ich fuhr fort: »Sehen Sie, da steckt noch ungestört allerlei vom alten Menschen in Ihnen. Da ist noch Empfindlichkeit und Rechthaberei und Ehrgeiz und dergleichen. Nun hat Gott in seiner Gnade diesen Rektor in Ihr Leben hineingeordnet, um Ihnen das zu zeigen, damit Sie davon loskommen. So ist also dieser Rektor Ihr Erzieher, Ihr Wohltäter. Sie haben den Fehler gemacht, den Rektor anzusehen, anstatt höher hinauf, auf den Herrn, der diesen Mann in Ihr Leben gestellt hat. Er will Sie dadurch erziehen und umgestalten in das Bild des Lammes. Und dafür sollten Sie doch dankbar sein!«

Sie schwieg eine Weile. Aber Gott segnete diese Unterredung. Die Lehrerin lernte es, nicht mehr auf den Rektor, sondern auf den Herrn zu blicken und ihm zu danken allezeit und für alles.

Nach einiger Zeit schrieb sie mir einen Brief. Darin hieß es: »Und denken Sie sich, ich habe einen ganz neuen Rektor gekriegt!«

Es war aber noch der alte, und der war sicher nicht einmal anders geworden in den Ferien. Sie hatte keinen anderen Rektor bekommen, sie hatte andere, neue Augen bekommen. Sie sah jetzt nicht mehr auf den Rektor, sie sah auf den Herrn. Und sie nahm jetzt den Mann, der sie belastet hatte, mit Dank aus Gottes Hand.

Das wollen wir uns merken: Wenn wir anfangen, für die Schwierigkeiten zu danken, hören wir auf, uns über sie zu ärgern und aufzuregen, uns krankzumachen.

Wirklich, zu danken allezeit und für alles, das ist ein Rezept gegen den Ärger. Versuch's!

Ich hab's getan, und das Rezept hat sich bewährt. Darum habe ich mir in meiner Bibel an den Rand neben Offenbarung 3, 9 geschrieben: »Aus Gottes Hand.« Willst Du das nicht auch tun? Aber es handelt sich nicht darum, diese drei Worte an den Rand zu schreiben, es handelt sich darum, daß wir es wirklich lernen, die schwierigen Menschen und die widrigen Verhältnisse aus Gottes Hand zu nehmen und ihm dafür zu danken. Dann liegt man nicht mehr drunter, dann klagt und stöhnt man nicht mehr; wenn man gelernt hat, dafür zu danken, dann steht man drüber.

Aus Gottes Händen
kommt dein Geschick;
aus Gottes Händen
kommt Leid und Glück.
Drum trau alleine
der Weisheit Macht,
die stets so feine
alles bedacht.

In Gottes Hände
leg bald zurück
Jammer, Elende,
bis all dein Glück
in Gottes Händen
findet Gestalt –
alles kann wenden
der Liebe Gewalt.

W. S.

In Gottes Hand

Die Lektion von den Satansschülern hat aber noch ein Kapitel. Wenn wir gelernt haben, sie aus Gottes Hand zu nehmen und für sie zu danken, dann ist die Frage: Was sollen wir mit ihnen machen? Sollen wir uns beschweren, sie verklagen? Was sollen wir tun?

Der Herr Jesus gibt uns darauf eine klare Antwort. Er sagt: »Siehe, ich will sie dazu bringen...« Wieder ein »Siehe«! Wir müssen hier also noch einmal auf den Herrn sehen, der uns das zweite Wichtige zu sagen hat:

Wir brauchen uns mit den Satansschülern gar nicht abzugeben, das will er tun. Wir dürfen sie ihm überlassen. Er wird mit ihnen fertig, denn er sagt: »Ich will sie dazu bringen, daß sie kommen sollen und niederfallen zu deinen Füßen und erkennen, daß ich dich geliebt habe.«

Wir brauchen uns gar nicht um sie zu kümmern, wir dürfen sie in *Gottes Hand* zurückgeben. Er hat sie gegeben, er wird mit ihnen reden. Und er wird es auch erreichen, daß sie kommen und um Verzeihung bitten für das, was sie uns angetan haben, weil sie erkennen, daß Gott mit uns ist.

Ist das nicht eine kostbare Erlaubnis? Wir brauchen sie nicht dazu zu bringen, daß sie uns um Verzeihung bitten, das will und wird der Herr tun.

Was haben Paulus und Silas in der Kerkernacht in Philippi getan? Haben sie sich beschwert, die Stadtobersten verklagt? Ein Recht dazu hätten sie ja gehabt, denn römische Bürger durften nicht geschlagen werden. Aber sie taten nichts, um den Regierenden ihr Unrecht vorzuhalten. Das tat der Herr. Er redete mit ihnen und brachte ihnen ihre gesetzwidrige Handlung zum Bewußtsein. Darum schickten sie eine Botschaft an den Kerkermeister, er möge die Gefangenen entlassen, es sei ein Versehen gewesen, sie zu verhaften. Aber Paulus sagte: So geht das nicht. Die Herren haben uns ohne Recht und Urteil eingekerkert, sie sollen herkommen und sich entschuldigen, wie sich das gehört. Und sie kamen – Gott hatte sie dazu gebracht.

Wenn ich es mit Satansschülern zu tun bekomme – und das geschieht ja nicht selten – dann übergebe ich die Sache dem Rechtsanwalt von 1. Johannes 2, 1. Da steht: »Wenn jemand sündigt, so haben wir einen Fürsprecher bei dem Vater, Jesus Christus, der gerecht ist.« Er ist mein Anwalt und Fürsprecher, ihm übergebe ich die Sache – dann bin ich sie los. Dann kann ich ruhig schlafen. Denn es ist nicht mehr meine Sache, sondern *seine* Sache. Er wird mit ihr fertig. Übergib auch Du ihm getrost Deine Sache. Er wird sie führen!

Er hat sie in meinem Leben oft ganz wunderbar geführt. Nur ein Beispiel: In einer meiner früheren Gemeinden war ein Lehrer, den ich selbst gerufen hatte. Der wollte gern, daß ich mich mit ihm zusammen politisch betätigen sollte. Aber ich hielt das nicht für meine Aufgabe. Das erregte ihn, und er erklärte daraufhin, ich gehöre zu den Lauen, die der Heiland ausspeien werde aus seinem Munde. Er verdächtigte mich überall in der Gemeinde und beeinflußte auch solche Brüder mit Erfolg gegen mich, denen ich Führer zu Christus hatte sein dürfen. Das war wirklich eine schwere Zeit, denn ich hatte damals die Lektion von Offenbarung 3, 9 noch nicht gelernt. Der Kummer hat mich so manche schlaflose Stunde gekostet; aber er hat mich auch getrieben, mich fester als vorher an den Herrn zu klammern. So wurde die Sache mir doch zum Segen.

Später kam ich an denselben Ort, um eine Evangelisation zu halten. Eines Tages saß ich in meinem Zimmer, wo ich einquartiert war, da klopfte es an die Tür. Ich rief: »Herein«, – es kam aber niemand. So ging ich hin, um zu öffnen. Da standen drei mir von damals her gutbekannte Männer, die schluchzten und weinten regelrecht. Ich bat sie hereinzukommen und zu sagen, was sie so bewege. Nun sagte der eine, er habe vor einigen Tagen mit dem Lehrer geredet, der mich so verdächtigt habe. Weil meine Ankunft erwartet worden sei, sei das Gespräch auf mich gekommen. Da habe der Lehrer wieder stark gegen mich gehetzt. Er habe mich in Schutz genommen und gesagt: »Ich glaube aber doch, daß Pastor Modersohn in den Himmel kommt!« Da habe der Lehrer gerufen: »Das will ich Ihnen sagen: Wenn der hineinkommt, dann will ich nicht hinein!« Er sei erschrocken, daß in diesem Manne solcher Haß gegen mich lauere. Und da sei ihm klar geworden, daß auch alle früheren Verdächtigungen nicht wahr gewesen sein könnten. – Und nun standen die drei da und baten um Verzeihung, daß sie mir Unrecht getan hätten. Ich verzieh ihnen selbstverständlich von Herzen.

Aber dann hatten sie noch eine Bitte. Ich möge ihnen und den anderen Freunden doch beweisen, daß ich ihnen vergeben hätte, und ihnen in ihrem Männerverein eine Stunde halten. Ich sagte zu. Das wurde eine der merkwürdigsten Stunden meines Lebens. Die Teilnehmer haben dauernd geschluchzt und geweint.

Da schrieb ich in meine Bibel an den Rand »G. E.«. Das habe ich von einem alten Schuhmacher gelernt, der jedesmal, wenn er eine Verheißung geprüft und erprobt hatte, ein »G. E.« an den Rand schrieb: geprüft, erprobt. Ich habe Offenbarung 3, 9 ernsthaft geprüft und erprobt. Der Herr steht zu seinem Wort!

Lege Deine Satansschüler getrost »in Gottes Hand«, er wird sie dazu bringen, daß sie kommen und erkennen, daß Du auf Gottes Seite bist. Dann wirst auch Du bald an den Rand Deiner Bibel schreiben: Geprüft – erprobt!

Das kommt nicht vor!

Zwei Worte habe ich von einem Bildhauer gelernt, der in meiner ersten Gemeinde wohnte, die mir für mein ganzes Leben wichtig geworden sind.

Als ich einmal an seiner Werkstatt vorbeikam, wurde ein ziemlich großer Marmorblock abgeladen. Ich blieb stehen und fragte ihn: »Was wollen Sie denn damit machen, Meister Schmitt?«

Er antwortete: »Da sitzt eine Germania drin, nur der Dreck muß weg!« Mit seinem Künstlerauge sah er schon in dem Stein eine Germania, er mußte nur den »Dreck« wegschlagen, das überflüssige Gestein, dann käme die Germania heraus.

Sie saß in der Tat in dem Stein. Nach einigen Tagen sah man schon eine Gestalt in plumpen Umrissen. Nach ein paar weiteren Tagen erkannte man eine weibliche Gestalt – richtig, eine Germania kam aus dem Stein heraus.

»Nun sind Sie wohl fertig?« fragte ich eines Tages den Meister Schmitt.

Da lachte er und sagte: »Jetzt fängt es erst richtig an!« Er legte den Meißel weg und nahm einen Kamm mit eisernen Zähnen zur Hand.

»Jetzt kommen die Feinheiten dran«, sagte er.

Seine Worte sind mir nachgegangen. Ich habe sie nicht vergessen können. Sind wir nicht auch so ein ungefügiger Block, in dem ein Bild steckt? Das Bild des Heilands, der in unserem Leben Gestalt gewinnen soll und will? Nur: »Der Dreck muß weg.« All das sündhafte, egoistische Wesen muß abgeschlagen werden, damit das Bild Jesu endlich in Erscheinung tritt.

Da nimmt der Herr den Meißel der Trübsal und der Leiden, um uns von dem »Dreck« zu befreien. Wenn der Marmorblock hätte schreien können, hätte man sein Geschrei in der ganzen Gemeinde gehört. Aber wir können schreien, und wir tun es auch, wenn der Herr den Meißel ansetzt, um uns zu behauen. Wie dumm ist das doch!

»Unter Leiden prägt der Meister
in die Herzen, in die Geister
sein allgeltend Bildnis ein.
Wie ER dieses Leibes Töpfer,
will ER auch des künft'gen Schöpfer
auf dem Weg der Leiden sein!«

Halt ihm still, Bruder, Schwester; er will aus Dir etwas

machen zum Preis seines Namens! Wehre Dich nicht, weigere Dich nicht. Es sind Liebesschläge!

Eines Tages, als ich wieder einmal eine Weile unserem Bildhauer zusah, fragte ich ihn: »Was machen Sie aber, wenn Sie etwas zu fest gehämmert haben und ein zu großes Stück abgesprungen ist?« Ich wollte wissen, ob dann die ganze Arbeit umsonst gewesen sei, ob er sie von vorn anfangen müsse, oder ob es ein Mittel gebe, den Schaden wiedergutzumachen.

Da schob er seine kurze Pfeife in den anderen Mundwinkel und sagte: »Kommt nicht vor!«

Ich ließ mich aber so schnell nicht abweisen. Ich wiederholte meine Frage mit anderen Worten und mit noch mehr Worten als das erste Mal. Aber ich bekam dieselbe Antwort: »Kommt nicht vor!«

Aber ich fragte ihn zum dritten Mal. Da wurde er beinahe unwillig und sagte: »Wie oft soll ich's Ihnen denn sagen? Kommt nicht vor!«

Das war mir eine Predigt fürs ganze Leben. Ob es bei Meister Schmitt nicht vorgekommen ist, das weiß ich nicht. Aber das weiß ich: Bei unserem Gott kommt es nicht vor. Er weiß jedem Schlag seines Meißels so viel oder so wenig Kraft und Nachdruck zu geben, wie es gerade nötig ist. Er schlägt nichts herunter, was nicht in den Abfall gehört.

Ach – wie oft haben wir alle schon gedacht: Er macht es doch zu arg! Ein Unglück nach dem andern – das ist doch zuviel! Aber Meister Schmitt hat recht: »Kommt nicht vor!« Gott macht keine Fehler in unserer Erziehung. Das ist die volle Wahrheit.

Mir sind diese beiden Worte vom Meister Schmitt zum Segen für mein ganzes Leben geworden. Ich möchte sie weitergeben, daß sie Dir auch einen Segen bringen. Diese beiden Worte heißen:

»Da sitzt eine Germania drin, bloß der Dreck muß weg.« So steckt in uns das Bild des Lammes; und das, was es noch nicht zur Erscheinung kommen läßt, muß weg.

»Kommt nicht vor!« Es kommt nicht vor, daß Gott in der Planung und Führung unseres Lebens einen Fehler macht. Tröste Dich daher und fürchte Dich nicht! Überlaß Dich ganz ruhig dem Herrn, er macht's recht. Daß er sich einmal irrt, *das kommt nicht vor!*

Muß unter Weh er prägen
in dir sein eigen Bild –
er wird nur weise wägen
das Maß, bis du erfüllt
von brennendem Verlangen
in dieser flücht'gen Zeit,
in seinem Bild zu prangen
zu ew'ger Herrlichkeit.

Und bist du mitten in der Prüfung,
und pocht deine Herze wild:
Sein Hand bringt dennoch zur Vollendung
sein eigen Bild
in dir. O halte still!
Ja, still dem Meister,
der kann und will –
selbst gegen tausend Geister –
dich bringen zu dem Ziel.
Sprich nur ein: Ja, ich will!

Erst das Lob und dann der Tadel

Einen überaus wichtigen Rat hat mir der Herr durch das Sendschreiben an Ephesus in Offenbarung 2 gegeben. Er hat der Gemeinde gegenüber einen sehr ernsten Tadel auszusprechen: »Ich habe wider dich, daß du die erste Liebe verläßt.« Aber ehe er diesen Tadel ausspricht, lobt er. Was nur irgend anerkannt werden kann, wird anerkannt. »Ich weiß deine Werke und deine Arbeit und deine Geduld und daß du die Bösen nicht tragen kannst, und hast die geprüft, die sagen, sie seien Apostel und sind's nicht, und hast sie als Lügner erfunden; und hältst aus und hast Geduld; und um meines Namens willen arbeitest du und bist nicht müde geworden.« Sehr gründlich hat der Herr die Gemeinde geprüft und untersucht. Dabei hat er viel Gutes gefunden. Er hat nichts übersehen, nichts vergessen. Er weiß alles. Und was gelobt werden kann, das lobt er, das wird anerkannt.

Dann kommt der ernste Tadel: »Aber ich habe wider dich, daß du die erste Liebe verlässest.«

Davon können wir etwas lernen. Wir kommen ja alle dann und wann in die Situation, tadeln und strafen zu müssen. Und wer weiß, wie oft haben wir das schon falsch gemacht! Wir haben mit dem Tadel angefangen. Und dann war es so, als ob bei unserem Gegenüber innerlich eine Klappe zufiele... er ließ sich gar nichts sagen. Er begehrte manchmal sogar dagegen auf: »Du hast auch immer etwas zu kritisieren und auszusetzen! Dir kann man es ja niemals recht machen!« Und alles Tadeln und Strafen hatte keinen Erfolg. Es prallte ab.

Jetzt weißt Du, woher das kam. Du hättest erst ein ehrliches Wort des Lobes und der Anerkennung sagen müssen, dann hätte der Tadel etwas gefruchtet.

Auf einer Blankenburger Konferenz habe ich vor Jahren

einmal über das Sendschreiben an Ephesus gesprochen und betont, man möge erst loben, ehe man tadle. Da kam nach einer Stunde eine Dame zu mir, die ich gut kannte. Sie sagte: »Nun soll ich mich wohl gar noch bedanken, wenn meine Paula eine Dummheit macht?« Ich antwortete: »Das habe ich nicht gesagt, daß man sich für Dummheiten bedanken soll; aber ich habe gesagt, daß man dem Tadel ein Lob vorausgehen lassen soll.«

»Na, denken Sie sich«, ereiferte sie sich dann, »was mir passiert ist! Ich schicke Paula auf den Speicher, sie soll mir eine Bilderkiste herunterholen. Da sagt sie: ›Gnädige Frau, die habe ich verfeuert.‹ So eine Dummheit! Wie kann man Bilderkisten verbrennen! Der habe ich aber ordentlich den Marsch geblasen!« Ich fragte: »Haben Sie denn Ihrer Paula vorher auch ein gutes Wort gesagt?« – »Nein, wie käme ich denn dazu?!« – »Ja, sehen Sie, das war ein Fehler. Sie hätten vielleicht so sagen sollen: ›Paula, du weißt, wie gut ich dir bin. Ich vergesse dir nie, wie treu und aufopfernd du meinen Mann gepflegt hast in seiner letzten Krankheit, wie du wochenlang nicht aus den Kleidern gekommen bist. Dafür werde ich dir immer dankbar sein. Aber jetzt hast du eine große Dummheit gemacht! Bilderkisten verfeuert man doch nicht!‹ Dann hätte sie sich den Tadel gefallen lassen. Aber so wird Ihre Paula sich innerlich gegen Ihren Tadel aufgelehnt haben.« –

Laß es Dir sagen: Ehe Du tadelst, lobe und erkenne an, was anerkannt werden kann!

Und nun tu noch einmal einen Blick in das Sendschreiben an Ephesus! Da folgen auf den Tadel noch einmal Worte der Anerkennung. »Aber das spricht für dich, daß du die Werke der Nikolaiten hassest, welche ich auch hasse.«

Also vor dem Tadel kommt ein Lob, und nach dem Tadel kommt wieder ein Lob, so daß der Tadel ganz umgeben und eingewickelt ist von Lob. Sieh, so machen es die Pharmazeuten auch. Wenn sie gegen bestimmte Krankheiten so eine recht unangenehm bittere Pille fabrizieren müssen, dann versehen sie sie mit einem angenehm schmekkenden Überzug. Wenn man die Pille einnimmt, dann schmeckt man nur das Süße, aber die Pille tut ihre Wirkung; so wird das Einnehmen erleichtert.

Wie ich schon sagte, mir ist der Rat sehr wichtig geworden, den mir der Herr Jesus durch das Sendschreiben an Ephesus gegeben hat. Darum gebe ich ihn Dir weiter, um ihn Dir auch wichtig zu machen. Du wirst bei jung und alt zu guten Ergebnissen kommen, wenn Du es lernst: erst das Lob und dann der Tadel!

Geburtstagswünsche

Wenn ein Geburtstag herannahte, sei es, daß es mein Geburtstag war oder der meiner Frau, so fragten die Kinder immer, was wir uns wohl wünschten. Wir hatten auch immer etwas zu wünschen.

»Du könntest mir wohl den 23. Psalm zum Geburtstag schenken, der ist ›so schön kurz‹, aber auch sehr schön. Der wird mir Freude machen.«

»Und ich, Vater, was soll ich dir schenken?«

»Wie wäre es mit dem Schluß von Römer 8? Etwa vom 31. Verse an: Ist Gott für uns, wer mag wider uns sein?«

»O fein, machen wir!«

»Und du, mein Kind, wie wäre es mit dem Lied: Befiehl du deine Wege? Weißt du, das kann man so leicht lernen, weil die Versanfänge den Spruch wiedergeben: Befiehl dem Herrn deine Wege und hoffe auf ihn, er wird's wohlmachen.«

»Ja, gern!«

So wurden die Geburtstagswünsche verteilt. Jedes Kind bekam einen Wunsch. Und wenn dann der Geburtstag kam, stellte sich die Schar vor mich hin und sagte mir ihre Bibelabschnitte und ihre Gesangbuchverse auf. Und ich freute mich, denn nun hatten sie einen Schatz fürs Leben bekommen.

Beim Geburtstag der Mutter oder zu Weihnachten wurden andere, aber ähnliche Wünsche geäußert. So wuchs allmählich der Vorrat von auswendig gelernten Abschnitten und Liedern.

Vater, Mutter, willst Du es nicht auch so machen? Wenn Du den Kindern solche Abschnitte zu lernen aufgibst mit der Forderung: »Du mußt dies lernen und du das«, dann tun sie es mit Widerwillen, dann ist es ihnen eine Last; aber wenn sie hoffen, dem Vater oder der Mutter eine Freude damit machen zu können und einen Wunsch zu erfüllen, dann tun sie es gern und mit Lust. Die Hauptsache ist, daß sie einen Schatz fürs Leben bekommen, daß sie wichtige Abschnitte des Wortes Gottes auswendig lernen.

Es können Zeiten kommen, wo das Wort Gottes uns weggenommen wird. In meinem Leben ist so eine Zeit gekommen, wo mir die Bibel weggenommen wurde, die ich immer bei mir zu tragen pflegte. Das war damals, als mich die Geheime Staatspolizei ins Gefängnis steckte. Wie froh war ich da, daß ich so viele Abschnitte auswendig wußte, die ich mir nun in Erinnerung rufen konnte. Sie boten meiner Seele Erquickung und Stärkung.

Wie oft, wenn ich schlaflos auf meiner harten Pritsche lag, habe ich mir »das Goldene ABC« hergesagt. Das heißt, ich suchte mir einen Bibelspruch, der mit A anfängt, etwa: »Also hat Gott die Welt geliebt, daß er seinen eingeborenen Sohn gab.« Dann kam ein Spruch mit B: »Befiehl dem Herrn deine Wege und hoffe auf ihn, er wird's wohlmachen.« Ein Spruch mit C: »Christus ist mein Leben und Sterben ist mein Gewinn.« Einer mit D: »Dennoch bleibe ich stets an dir, denn du hältst mich bei meiner rechten Hand.« Und so weiter durch das ganze ABC hindurch.

Vielleicht schlief ich dann voller innerer Ruhe über diesen Bibelworten ein, dann war ein Zweck des Goldenen ABC erreicht. Oder ich schlief nicht ein, dann haben diese kostbaren Worte mir Geist und Gemüt gestärkt und erquickt.

Und falls ich noch immer ganz wach und schlaflos dalag, wenn ich mit dem Goldenen ABC bis ans Ende gekommen war – bis an das »Zanket nicht auf dem Wege«, das Joseph einst seinen Brüdern mitgab – dann fing ich das ABC noch einmal von vorn an, aber diesmal mit Gesangbuchliedern. »Allein Gott in der Höh' sei Ehr und Dank für seine Gnade.« Das machte dann den Anfang. Und ich sagte mir wenigstens den ersten Vers vor, wo möglich das ganze Lied. »Befiehl du deine Wege und was dein Herze kränkt, der allertreusten Pflege des, der den Himmel lenkt.« Ich kann gar nicht sagen, was dieses Lied mir in meiner Gefängniszeit bedeutet hat, wieviel Trost und Kraft es mir vermittelt hat. Dann kam ein Lied mit einem C: »Christus, der ist mein Leben, Sterben ist mein Gewinn; dem tu ich mich ergeben, mit Fried' fahr ich dahin.« Dann ein Lied, das mit einem D anfängt – wie groß ist da die Auswahl: »Danket dem Herrn!«, »Der beste Freund ist in dem Himmel«, »Der Glaube bricht durch Stahl und Stein«, »Du meine Seele singe, wohlauf und singe schön!«

Was haben wir doch für einen Schatz in unserer Bibel und in unserem Gesangbuch, laßt uns diesen Schatz nur auf rechte Weise heben und bewahren! Und laßt uns dafür sorgen, daß auch unsere Kinder ihn früh in Herz und Sinn aufnehmen. Wie werden sie später dafür dankbar sein, wenn sie einen solchen Schatz fürs Leben mitbekommen haben!

Meine Frau leidet in ihrem Alter am grauen Star. Die Operation beider Augen hat ihr doch nicht soweit geholfen, daß sie die kleine Druckschrift wieder lesen könnte. Wie froh ist sie darüber, daß sie soviel auswendig weiß, daß sie soviel gelernt hat, und nicht nur in der Jugend, sondern auch im späteren Leben. Immer wieder hatten wir uns Bibelabschnitte vorgenommen, die wir auswendig lernten. Die sagen wir nun immer am Schluß unserer Hausandacht auf, um diesen Schatz stets zur Verfügung zu haben.

Wer weiß, ob Deine Kinder es nicht einmal nötig haben werden, sich an auswendig gelernten Bibelabschnitten zu erquicken, wenn sie es an gelesenen Abschnitten nicht tun können. Darum gebe ich allen Eltern, die diese Zeilen lesen, den guten Rat: Laßt Eure Kinder viel auswendig lernen! Und um es ihnen leicht und angenehm zu machen, wünscht Euch solche Abschnitte zum Geburtstag!

Die Stunde wird kommen, wo sie Euch über Tod und Grab hinaus dafür danken werden.

Der Weg über die Zunge ist kurz

Das war ein Wort, das meine Mutter uns Kindern so oft vorgesprochen hat, daß es uns in Fleisch und Blut übergegangen ist. Was wollte sie damit sagen? Sie wollte sagen: Die Strecke, auf der es gut schmeckt, ist nur ganz kurz, nur so lang, wie die Zunge ist. Wenn man die Speise heruntergeschluckt hat, schmeckt man sie schon nicht mehr. Man schmeckt sie nur auf der Zunge. Und dieser Weg über die Zunge ist so kurz, daß es sich nicht lohnt, soviel Wert darauf zu legen, ob eine Speise besonders gut schmeckt oder nicht.

Dieses Wort hat für uns große Bedeutung erlangt. Ich glaube nicht, daß eines von uns Geschwistern jemals Geld ausgegeben hat für Leckereien, wie das so viele tun. Wenn der Wunsch aufkam, eine Leckerei zu kaufen, dann erinnerten wir uns an das Wort unserer Mutter und verzichteten auf den kurzen Genuß.

Wie wichtig ist das aber fürs ganze Leben! Man fragt dann nicht mehr viel nach dem, was besonders gut schmeckt, sondern ißt einfach, was man vorgesetzt bekommt. Wie peinlich ist es doch, wenn man irgendwo zu Gast ist und dann von dieser oder jener Speise sagen muß: »Das mag ich nicht.« Was für einen schlechten Eindruck macht das in jedem Fall! Man muß denken: »Der hat keine gute Kinderstube gehabt. Dem hat seine Mutter nicht beigebracht, alles zu essen, was auf den Tisch kommt.«

Etwas anderes ist es natürlich, wenn man diese oder jene Speise nicht vertragen kann. Davon rede ich nicht. Dann kann man natürlich sagen: »Ich bitte um Entschuldigung, wenn ich diese Speise nicht esse oder nur wenig davon nehme – ich kann sie nicht gut vertragen; ich habe einen schwachen Magen.« Das wird man dann verstehen und keineswegs übelnehmen. Aber wenn man erklärt: »Das mag ich nicht – das kann ich nicht essen«, dann stellt man seiner Mutter ein schlechtes Zeugnis aus.

Dennoch – wie viele Menschen lassen sich auf diesem Gebiet gehen! Erschütternd ist doch das Beispiel des alten Erzvaters Isaak, der so ein »Gebundener seines Gaumens« war. Was für ein trauriges Kapitel ist doch das 27. im ersten Buch Mose, in dem immer wieder die Rede ist von einem Essen, wie Isaak es gern hat. Wohl weiß er, daß der ältere Sohn dem jüngeren dienen soll, wie es schon bei ihrer Geburt geheißen hat. Aber darüber setzt sich der alte Isaak hinweg, weil Esau so gut Wildbret zu bereiten versteht. Wieviel Kummer und Leid ist dadurch über ihn und sein ganzes Haus gekommen! Fluchtartig hat Jakob das Vaterhaus verlassen müssen, weil Esau ihm den Tod angedroht hatte. Und Rebekka hat ihren Liebling nie wieder gesehen. Als Jakob nach zwanzig Jahren aus Mesopotamien zurückkehrte, da war Mutter Rebekka längst tot und begraben.

Wieviel Mäkeln über das Essen würde wegfallen, wenn man das Sprüchlein meiner Mutter lernte und befolgte! Wie oft schimpft der Herr des Hauses über das Essen, wenn es nicht so ist, wie er es gern hat! Es ist mit Liebe und Sorgfalt zubereitet worden, aber es fehlt vielleicht an diesem oder jenem, was man früher an die Speise tun konnte, und darum ist sie nicht so schmackhaft wie in früheren Zeiten. Wenn man aber bedenkt, daß der Weg über die Zunge nur kurz ist, dann wird man auch eine Speise nicht tadeln, die nicht so ganz geraten ist.

Ja, – auch wenn sie mißraten ist, wenn sie angebrannt ist, wird man darüber nicht viele Worte machen. Vielleicht hat es gerade in einem kritischen Augenblick an der Haustür geläutet und die Mutter wurde länger von dem Frager oder Besteller aufgehalten, als ihr lieb war, und nun ist die Speise ein wenig angebrannt. Es ist ihr unangenehm genug, daß ihr das passiert ist. Da noch Vorwürfe zu machen, über den »Fraß« zu schimpfen, das ist sehr unrecht. Du solltest lieber trösten und sagen: »Das macht nichts! Das kann der besten Hausfrau passieren. Ich möchte noch einen Teller!« Wie dankbar wird Dir Deine Frau für so ein tröstendes Wort sein! Wie wird dagegen ein scharfer Tadel über die mißratene Speise sie treffen und ihr wehtun! Es ist doch gar nicht so schlimm. Der Weg über die Zunge ist ja so kurz!

Merkst Du, daß das ein guter Rat ist? Dann gib ihn weiter an Deine Kinder, wie ich ihn weitergegeben habe an meine Kinder, und wie die ihn nun weitergeben an ihre Kinder! Denke daran: Der Weg über die Zunge ist kurz.

Wie viele haben dieses Sprüchlein noch nicht gelernt! Ich wollte, sie läsen dieses Kapitel und beherzigten es, daß der Weg über die Zunge kurz ist. Wie würde sich die ganze Familie darüber freuen!

Ich bitte um Entschuldigung!

Das ist auch ein wichtiges Wort, das in unserem Haus viel bedeutet hat und noch bedeutet. Wir verdanken es dem Buch von Agnes Sapper: »Die Pfäfflingskinder.« Darin gewöhnt der Vater Pfäffling seine Kinder daran, gleich um Entschuldigung zu bitten, nachdem sie irgend etwas angestellt haben. Dadurch wird dem zornigen und entrüsteten Menschen, der sich über das begangene Unrecht aufregt, sofort der Wind aus den Segeln genommen. Er beruhigt sich sofort. Und es tritt Windstille ein, wo das Barometer eben noch auf »Sturm« stand.

Wir haben unsere Kinder immer dazu angehalten, gleich um Entschuldigung zu bitten. Wenn der Lehrer in der Schule sich über irgend etwas geärgert hat und nun ungehalten ist: er wird sofort entwaffnet, wenn das schuldige Kind sagt: »Ich bitte um Entschuldigung.«

Und wenn es der Vater selber ist, der durch den Ungehorsam eines Kindes aufgebracht wurde, so wird er gleich umgestimmt, wenn das Kind sagt: »Vater, ich bitte um Entschuldigung.«

Ist das nicht auch ein gutes Wort für die Ehe? Vielleicht hat der Mann ein liebloses Wort zu seiner Frau gesagt. Er hat sich am Arbeitsplatz im Laufe des Tages über eine Sache geärgert, und nun hat er seinen Ärger an seiner Frau ausgelassen. Auf einmal sieht er das schmerzliche Gesicht seiner Frau, er sieht in jedem Augenwinkel eine Träne, die den Weg über die Wange sucht. Nun kann er loswettern und schimpfen: »Ach, das dumme Geflenne! Du weißt, daß ich das nicht leiden kann!« Aber dadurch wird der Schaden nicht aus der Welt geschafft, im Gegenteil, dieses Wort ist wie ein Hammerschlag, der den schmerzenden Nagel noch tiefer treibt. Sagt er aber kurzweg und ehrlich: »Ich bitte um Entschuldigung«, dann verziehen sich die Regenwolken auf dem Gesicht seiner Frau, und die Sonne bricht wieder durch.

Vielleicht hat ein Vorgesetzter Dich getadelt, und Du hast den Tadel nicht verdient. Du meinst, im Recht zu sein. Aber wenn Du Dich dagegen wehrst und Dir den Tadel verbittest oder doch so ein Gesicht machst, daß der andere sieht, Du nimmst den Tadel nicht an, dann wird aus dieser kleinen Sache eine große und schwere Angelegenheit. Sagst Du aber kurz: »Ich bitte um Entschuldigung!«, dann ist der Ärger sofort verraucht, der andere wird wahrscheinlich sagen: »Na, es war nicht so bös gemeint!« Und alles ist wieder gut.

Willst Du es nicht ausprobieren? Ich habe den Rat des Pfäfflingsvaters erprobt und für gut befunden. Darum habe ich ihn meinen Kindern mitgegeben, und sie haben ihn befolgt und sind immer gut dabei gefahren.

Ich bitte Dich, lehre diese Worte Deine Kinder. Du wirst ihnen damit einen wesentlichen Dienst leisten, der ihnen manches Schwere erleichtern kann. Es kann sogar Feinde besänftigen, in kritischen Lagen immer gleich zu sagen: »Ich bitte um Entschuldigung.«

Ich weiß wohl, daß es für viele sehr, sehr schwer ist, um Entschuldigung zu bitten. Manche wollen dann durch ein Geschenk oder durch eine Freundlichkeit den Frieden wiederherstellen. Aber das reicht noch nicht. Ich bitte Dich, lerne und lehre es, um Entschuldigung zu bitten, denn irgendwie wirst Du doch Schuld haben! Und ich sage Dir: Die Last kommt von Deiner Seele, wenn Du gleich ehrlich sagst: »Ich bitte um Entschuldigung!«

Vergib, vergib!
Dies kleine Wort
nahm oft den Streit,
den Kummer fort;
die Bahn ward weit
für neue Lieb.
Darum noch heut:
Vergib, vergib!

Vergeben heißt das große Wort.
Im Herzen Gottes ist sein Ort!
Im Sohne Gottes ist fürwahr
die ew'ge Liebe offenbar.
Drum geh mit deiner Menschenschuld
ein in des Ewgen Gnad und Huld!
Ruf an: Vergib, vergib in Reu!
Und traue Jesu Blut und Treu!

Betet ohne Unterlaß!

Was meint der Apostel mit dieser Mahnung? Er kann doch nicht verlangen, daß wir den ganzen Tag auf den Knien liegen und beten?

Nein, das verlangt er auch nicht. Er war ja selbst ein sehr tätiger und fleißiger Mann. Er will keine Prämie für ein beschauliches Leben geben, das keine Arbeit leistet und sich nur in frommen Gefühlen ergeht. Nein, so will der Apostel das Wort nicht verstanden wissen.

Ja, wie denn aber?

Sehr einfach, er will es so verstanden wissen, daß wir betend durch unsere Tage gehen.

Es reicht nicht, daß wir uns am Morgen dem Herrn anbefohlen haben für den Tag, ihn um seine Gnade und die Kraft für Leib und Seele gebeten haben, die wir brauchen, um allen Anforderungen zu genügen, die an uns gestellt werden, sondern wir müssen auch betend durch den Tag gehen.

Die Kinder gehen in die Schule. Herr, geleite sie und bewahre sie vor bösen Einflüssen!

Sie kommen heim: Herr, hab Dank, daß du sie bewahrt hast, daß du ihnen geholfen hast, ihre Aufgaben zu erfüllen.

Das Essen soll gekocht werden. Herr, gib doch, daß das Essen schnell und gut gekocht werden kann. – Habe Dank, o Herr, daß du so freundlich geholfen hast! – Herr, unsere Kartoffeln gehen zur Neige. Ach gib doch, daß wir noch Kartoffeln bekommen, daß wir uns sattessen können! Herr, lege doch deinen Segen auf das wenigere und geringere Essen, daß es reicht und uns sättigt und uns die Kraft gibt, dir zu dienen!

Herr, es bleibt kein Geld für neue Kleider und Schuhe – hilf in Gnaden, daß unsere Kleider länger halten, daß unsere Schuhe nicht zerreißen! Und gib, daß die Kinder die Kleidung bekommen, die sie so dringend nötig haben!

Gib Gnade zu dem Umgang mit den Leuten in unserem Hause. Gib uns ein echtes Verständnis für ihre Not und eine rechte Teilnahme mit ihrem schmerzvollen Erleben! Hilf uns, ihnen recht freundlich zu begegnen, damit sie dein Bild in uns erkennen und zu dir gezogen werden!

Herr, erbarme dich unserer Ernte! Gib nach den Tagen der Hitze einen erquickenden Regen auf die vertrockneten Wiesen und Felder! Gib uns wieder unser tägliches Brot! Du hast uns die Bitte selber in den Mund gelegt. Also ist es eine Bitte nach deinem Willen – und solche Bitten haben die Verheißung der Erhörung.

Herr, mein Mann hat heute in seinem Beruf etwas Unangenehmes erlebt. Das sehe ich an seinem Gesicht. Das höre ich aus seinem Gruß, der nicht so freundlich klingt wie sonst. Hilf mir, Herr, daß ich die Wolke auf seiner Stirn durch Verständnis und besondere Freundlichkeit verscheuchen kann! Daß er die unangenehme Sache unter die Füße bekommt!

So könnte ich fortfahren. Aber ich denke, Du weißt nun schon, wie der Apostel das gemeint hat, wenn er sagt, daß wir ohne Unterlaß beten sollen. Diesen Rat gibt uns ja der Herr selber. Dora Rappard hat ihn recht verstanden, das beweist sie uns in ihrem köstlichen Liede, mit dem ich dieses Kapitel schließen möchte:

> Hast du eine Sorgenlast,
> die dir raubet Fried und Rast:
> Jesu Herz dir offensteht;
> mach aus Sorgen ein Gebet!

Glühet tief in deiner Brust
ird'scher Hoffnung süße Lust;
achte fein, wo Jesus geht,
werde stille im Gebet!

Bist du traurig und allein,
drückt dich bitt're Seelenpein:
dein Erbarmer dich versteht;
suche Tröstung im Gebet!

Droht des Feindes Macht und List,
flieh zu dem, der Sieger ist,
und von seiner Majestät
ziehe Kraft an im Gebet!

Willst du Jesu Diener sein,
sorg im stillen Kämmerlein,
daß sein Geist dich rein umweht,
hole Weisung im Gebet!

Was dein Herze auch bewegt,
ob sich Schmerz, ob Wonne regt:
flieh zu Jesu früh und spät,
mach aus allem ein Gebet!

Das Dengeln der Sense verzögert das Mähen nicht

Dies Wort, das ich einmal in einer Zeitschrift las, hat mir viel zu sagen gehabt. Ich bin dadurch sehr gesegnet worden. Darum möchte ich gern diesen Segen weitergeben.

Die Zeit der Heuernte naht. Nun sollen die Wiesen gemäht werden. Aber ehe man drangeht, werden die Sensen gedengelt. Da sitzt der Landmann und hämmert auf seiner Sense herum. Sie soll ganz und gar keine Scharte haben. Sie soll scharf sein für den kommenden Dienst. Immer wieder, immer wieder schlägt der Hammer auf die Sense, gewiß eine Viertelstunde lang.

Endlich ist die Sense gedengelt. Nun kann die Arbeit beginnen. Und rüstig holt der Landmann mit der Sense aus, und die Halme sinken in langen Schwaden zu Boden. Aber wenn er einen Schnitt durch die Wiese gemacht hat, dann hält er ein. Er holt seinen Wetzstein hervor und wetzt die Sense. Dann geht's wieder weiter.

Wenn man von der Landwirtschaft nichts versteht, kann man denken, das Dengeln der Sense sei nur verlorene Zeit, ebenso wie das Wetzen. Da kommt dies Wort und sagt: Das Dengeln der Sense verzögert das Mähen nicht. Es ist keineswegs verlorene Zeit. Im Gegenteil! Mit einer gut gedengelten Sense geht die Arbeit viel besser vonstatten. Und – man spart auch an Kraft. Mit einer stumpfen Sense muß man sich viel mehr anstrengen als mit einer scharfen. Das kostet mehr Muskelkraft, als wenn man ein gutes Werkzeug hat.

Nun habe ich zwar keine Wiese zu mähen. Meine Arbeit ist eine andere. Ich habe viele Briefe zu schreiben. Oft kommen so viele Briefe, daß ich seufzen möchte über die Last, die sie mir aufs Herz legen. Was wollen die Leute alles von mir wissen! In was für Fällen soll ich raten und helfen!

Ich muß bekennen, daß ich oft ungeduldig und verdrießlich geworden bin, daß ich mir sagte: Haben die Leute denn zu Hause niemanden, den sie fragen könnten? Muß ich denn immer gefragt werden?

Aber wenn man in dieser Stimmung an die Arbeit geht, dann werden die Briefe, die man schreibt, gewiß etwas von der Unlust verspüren lassen, mit der man die Arbeit getan hat.

Zur rechten Zeit kam mir das Wort vom Dengeln der Sense vor die Augen, und ich nahm es zu Herzen. Ehe ich an meinen Briefberg gehe, um ihn abzutragen, dengle ich jetzt erst meine Sense, das heißt, ich nehme mir Zeit zum Gebet. Ich bitte Gott, mir Gnade zu geben, den rechten Rat zu erteilen, die rechte Hilfe zu bringen.

Gehe ich nun ans Werk, dann gelingt die Arbeit besser, als wenn ich in eigener Kraft das Werk begonnen hätte.

Und jedesmal, wenn ich einen Brief geschrieben habe, mache ich eine kurze Pause, um die Sense zu wetzen. Ich lege eine Atempause des Gebets ein. Dann geht's wieder weiter.

So habe ich gefunden: Beten ist kein Zeitverlust, wie so manche denken, sondern es ist Zeitgewinn, weil die Arbeit in kürzerer Zeit geschafft wird, als wenn man sie in eigener Kraft tut.

Und Beten bringt auch Kraftersparnis, wie das Dengeln und das Wetzen der Sense. Man braucht sich nicht selber um das rechte Wort zu bemühen, es wird gegeben, wenn man es braucht.

Man kommt durch seine Arbeit viel schneller und viel besser, wenn man sie mit Gebet vorbereitet und begleitet.

Nun weiß ich nicht, worin Deine Arbeit besteht. Du hast vielleicht keine Wiese zu mähen und auch nicht so viele Briefe zu schreiben. Aber was Du auch für Arbeit zu tun hast – der Rat ist auch für Dich gut: Das Dengeln der Sense verzögert das Mähen nicht. Ehe Du an die Arbeit gehst, in Deiner Küche, in Deinem Büro, in Deinem Laden, in Deiner Schule, in Deiner Werkstatt, auf Deinem Acker – nimm Dir erst Zeit, Deine Sense zu dengeln, die Arbeit mit Gebet vorzubereiten.

Und wenn Du die Arbeit begonnen hast, dann leg eine Pause ein und wetze Deine Sense, mach eine Atempause des Gebets. Und Du wirst es auch erfahren, was ich erlebt habe:

Beten ist Zeitgewinn und Kraftersparnis.

Der rechte Blick

Kaum ein Wort der Heiligen Schrift ist mir so wichtig und wegweisend geworden wie das Wort in Hebräer 12, 2: »Lasset uns aufsehen auf Jesus, den Anfänger und Vollender des Glaubens.« Das Wort, das Luther mit »aufsehen« übersetzt hat, hat noch eine Vorsilbe, die Menge mitübersetzt. Er sagt »hinwegsehen«. Dieses Wegsehen ist mir von größter Wichtigkeit geworden.

Ich wollte, Du lerntest dieses Wegsehen auch, denn das ist der rechte Blick.

Viele tun einen falschen Blick. Sie blicken etwa zurück in ihre Vergangenheit. »Ach, damals! Da waren wir noch in der Heimat! Und nun ist die Heimat verloren. Wir haben sie fluchtartig verlassen müssen. Nichts konnten wir mitnehmen, nicht die Bücher im Schrank, nicht die Bilder an der Wand, nicht die Gräber auf dem Friedhof. Alles verloren!«

Und nun schaut man immer zurück und wird ganz schwermütig bei dem Gedanken an die verlorene Heimat. Oder an die verlorene Gesundheit.

Andre schauen in die Zukunft: »Wie wollen wir nur durchkommen? Keine Arbeit? Keine Ausbildung? Ohne Pension entlassen! Gibt es Krieg oder gibt es Unfreiheit? Was soll nur werden?«

Und nun sorgen sie sich ab und verzweifeln fast. Nirgends sehen sie eine Hoffnung, nirgends einen Lichtstrahl!

Oder sie blicken auf die Menschen, mit denen sie zusammen leben müssen. Die machen ihnen das Leben schwer mit ihrer Unfreundlichkeit, mit ihrem launischen Wesen. Und nun leiden sie daran und klagen darüber. Alle Liebesmühe ist umsonst, man bleibt so unfreundlich gegen sie. Sie kommen aus dem Kummer gar nicht heraus. Andere schauen auf die Verhältnisse – mehr auf die der anderen als auf die eigenen – und können nicht zufrieden sein. Überall sehen sie bessere Wohnungen, Einrichtungen, Autos, schönere Kleidung, bessere Arbeitsplätze und Beziehungen. Der Neid nagt an ihnen und gönnt ihnen keine Freude.

Oder sie blicken auf sich selber und finden gar keine Fähigkeit und Tüchtigkeit an sich selber. Bei jeder Aufgabe, die man ihnen gibt, jammern sie: »Ich kann nicht! Ich bin der Aufgabe nicht gewachsen!« Vor jeder Anforderung schrecken sie zurück: »Das kann ich doch nicht! Da müssen Sie einen anderen beauftragen!«

Alle diese Blicke sind falsche Blicke. Alle diese Blicke haben das gemeinsam: sie machen uns mutlos und lieblos, sie machen uns sorgenvoll und furchtsam, sie ziehen uns hinab.

Der rechte Blick aber zieht uns hinauf, hebt uns empor, macht uns tapfer und unverzagt, macht uns getrost und froh: das ist der Blick auf Jesus. Wenn wir diesen Blick lernen, dann kommen wir aus Kummer, Sorge und Neid heraus, dann gehen wir getrost unsern Weg, auch wenn er durchs Dunkle führt.

Blick nicht auf das, was Du verloren hast – blick auf Jesus! Und er redet zu Dir von einem unvergänglichen, völlig reinen und unverwelklichen Erbe, das uns bewahrt wird in den Himmeln, so wie wir auf Erden für dieses Erbe bewahrt werden durch den Glauben. Da wirst Du getröstet bei dem Gedanken, daß dieses ewige Erbe Dir nicht genommen werden kann. Keine Macht und List des Feindes reicht dazu aus, es anzutasten.

Und der Du auf Menschen geblickt hast, blick auf Jesus! Menschen enttäuschen, Jesus enttäuscht nie. Jesus hält sein Wort. Darauf können wir uns verlassen. Er sagt: »Ich bin bei euch alle Tage bis an der Welt Ende!«

Wenn Du auf die Verhältnisse blickst, tu es nicht mehr! Blick statt dessen auf die Verheißungen des Herrn! Er erfüllt alles, was er versprochen hat. Sag ihm all Deine Nöte und Wünsche – und Du erfährst, daß das Gebet die Dinge verändert. »Mit Sorgen und mit Grämen und mit selbsteigner Pein läßt Gott sich gar nichts nehmen, es muß erbeten sein«, sagt Paul Gerhardt, der die größten Nöte kannte.

Und Du, der Du auf Dich selber geblickt hast, blick auf den Herrn! Dann kannst Du sagen: »Ich vermag alles durch den, der mich mächtig macht, Christus. Wenn ich schwach bin, dann bin ich stark. Seine Kraft vollendet sich in meiner Schwachheit.«

Es ist so: Jeder Blick, der nicht ein Blick auf den Herrn ist, zieht Dich hinab und macht Dich mutlos; aber der Blick auf den Herrn macht Dich getrost und mutig. Darum: »Lasset uns wegsehen auf Jesus, den Anfänger und Vollender des Glaubens!«

Und diesen Blick kann man lernen, man kann ihn sich angewöhnen. Vor vielen Jahren mußte unsere Generation den »Auto-Blick« lernen. Als die Autos aufkamen, da konnten wir nicht mehr so gemütlich eine Straße überqueren, wie wir das früher getan hatten, wir mußten erst nach links und nach rechts blicken, ob auch kein Auto kam. Und dieser Blick wurde uns im Laufe der Zeit ganz zur zweiten Natur.

Wie wir uns diesen Auto-Blick angewöhnt haben, so können wir uns auch den Jesus-Blick angewöhnen. Das heißt: wir können es lernen, mit dem Blick auf ihn in den Tag und durch den Tag zu gehen. Und sobald wir auf Jesus blicken, treten wir in Verbindung mit der Kraftquelle und Kraftfülle Gottes. Dann geht es uns, wie es dem Petrus ging, als er mit dem Blick auf Jesus über den See ging. Der Blick auf Jesus half ihm, das Unmögliche möglich zu machen. Schritt für Schritt ging er über das Meer dahin, den Blick auf den Herrn gerichtet.

Bis der Wind eine Woge gegen ihn heranwälzte. Da erschrak Petrus und sah auf die Woge – und fing an zu sinken.

Daran können und wollen wir lernen, den Blick auf Jesus gerichtet zu halten, unentwegt, unverwandt.

> Unverwandt auf Jesum sehen
> ist der Weg zur Seligkeit.
> Allen, welche zu ihm flehen,
> ist ein volles Heil bereit.

Gott helfe Dir, durch Deine Tage zu gehen mit dem Blick auf den Herrn! Fang damit an!

Mein erster Blick, wenn ich erwache,
sind deine Wunden, mein Herr Jesus Christ.
Und die unendlich große Sache,
daß du am Kreuz für mich gestorben bist,
erfüllt mit Dank und Staunen meinen Sinn
und reißt mein Herz zu deinen Füßen hin!

So mußt Du es machen in allen Versuchungen und Anfechtungen im Laufe des Tages.

»Nur ein Blick nach Golgatha –
und's ist Kraft und Leben da!«

Wirst Du vor Aufgaben gestellt, denen Du nicht gewachsen bist, blick auf Jesus! Er hat die Kraft, die Du brauchst und will sie Dir geben.

Wirst Du gereizt und kommst in die Gefahr, heftig zu werden, blick auf Jesus! Und der Blick auf ihn bewahrt Dich, Du kannst ganz still bleiben.

Geschieht Dir Unrecht, behandelt man Dich schlecht, dann blick auf Jesus, der eine so große Feindschaft von den Sündern ausgehalten hat, damit Du nicht entmutigt wirst und aufgibst!

Und kommt der Abend und dann die Nacht, blick auf Jesus!

»Mein letzter Blick, wenn ich die Augen schließe,
ist mein Herr Jesus Christ, der für mich wacht,
mit meinem letzten Denken ich ihn grüße,
geh mit dem Blick auf ihn dann in die Nacht,
und unter seinen Flügeln hab' ich Schutz
und biete allem Sorgengeiste Trutz.«

Du wirst sehen, wie Deine Tage ganz anders gesegnet werden, wenn Du durch sie hindurchgehst mit dem Blick auf den Herrn.

Im Liede heißt es:

»Blicke nur auf Jesum,
Seele, eil ihm zu!
Der für dich gelitten,
gibt dir Fried und Ruh.
Er trug deine Schmerzen,
alle deine Schuld;
blicke nur auf Jesum,
traue seiner Huld!

Blicke nur auf Jesum
mitten in dem Streit.
Wird der Kampf auch heißer,
Hilfe ist bereit.
Ist der Feind gleich mächtig,
deine Kraft nur klein,
blicke nur auf Jesum,
sein Sieg ist auch dein!

Blicke nur auf Jesum,
wenn der Himmel hell.
Oft, wenn alles ruhig,
kommt Versuchung schnell.
Erdenfreuden schwinden
wie des Tages Licht,
blicke nur auf Jesum,
er entweichet nicht.

Blicke nur auf Jesum
bei der Arbeit Last;
denn zu seinen Füßen
findst du süße Rast.
Horch, er ruft so gnädig:
Alles ist bereit!
Blicke nur auf Jesum,
folg ihm allezeit!

Einst wird's herrlich klingen
dort im Himmelssaal;
dann wirst du mitsingen
bei dem Hochzeitsmahl.
Doch bei allem Glanze,
der dort ist bereit:
Blicke nur auf Jesum
bis in Ewigkeit.«

Und wenn deine letzte Stunde kommt, dann sprich mit Paul Gerhardt:

»Da will ich nach dir blicken,
da will ich glaubensvoll
dich fest an mein Herz drücken,
wer so stirbt, der stirbt wohl.«

Gott nimmt es genau!

Eines Tages las ich in der Zeitung einen kleinen Artikel, der die Überschrift trug: »Was es doch für eigenartige Käuze gibt!« Darin wurde erzählt, daß ein Mann in Berlin aus der Pferdebahn gestiegen war, (die es damals noch gab), ohne seinen Fahrschein bezahlt zu haben. Nun, nach mehreren Jahren war er zum Glauben gekommen, und der Heilige Geist hatte ihn daran erinnert, daß er die Pferdebahngesellschaft um die zehn Pfennige betrogen habe. Er entschloß sich schnell und schickte die zehn Pfennige ein und fünf Pfennige Zinsen dazu, um sein Gewissen zu entlasten.

Darüber gab es nun lautes Spotten und Lachen in der Verwaltung der Gesellschaft. Und einer erzählte diese Geschichte im Berliner Tageblatt unter der Überschrift: Was es doch für eigenartige Käuze gibt!

Mich bewegte diese Geschichte sehr. Daß es Käuze gibt, das wußte ich schon etwas länger. Ich las etwas ganz anderes aus dem Artikel heraus, nämlich: Gott nimmt es genau!

Am nächsten Sonntag baute ich diese kleine Geschichte in meine Predigt ein und sagte: So genau nimmt es Gott, daß er einem Menschen keine Ruhe läßt, wenn er auch nur zehn Pfennige schuldig geblieben ist.

Am anderen Morgen bekam ich Besuch von einer Frau, die ich gut kannte. Es war die Frau eines Schneidermeisters. Sie sagte mir: »Ihre Predigt gestern hat mir einen sehr unangenehmen Auftrag gegeben. Vor einiger Zeit habe ich in einem Laden etwas gekauft und als Bezahlung ein Dreimarkstück hingelegt, worauf ich etwas herausbekommen mußte. Der Kaufmann sah aber nicht genau hin und gab mir heraus, als ob ich ein Fünfmarkstück hingelegt hätte. So bekam ich zwei Mark zuviel zurück. Nach Ihrer Predigt gestern habe ich keine Ruhe gehabt. Ich bin zu dem Kaufmann gegangen und habe ihm die Geschichte erzählt und ihm die zwei Mark zurückerstattet. Jetzt habe ich Ruhe.«

Kaum war sie fort, da kam ein mir bekannter Handwerksmeister. »Ich komme wegen Ihrer Predigt«, sagte er. »Nun, was haben Sie denn darüber zu sagen?« fragte ich. »Daß sie mir einen sauren Gang eingebracht hat«, antwortete er. »Ich habe mich viele Jahre mit einer Fensterscheibe herumgeschleppt«, sagte er. »Wie war das denn?« fragte ich. »Als ich Lehrling war, ist mir beim Ausfegen des Ladens mal der Besen in die Fensterscheibe gefallen und hat die Scheibe zerschlagen. Da habe ich dem Chef gesagt, der Wind hätte das Fenster zugeschlagen, dadurch sei es kaputtgegangen. Aber nun bin ich hingegangen und habe dem Mann die Scheibe bezahlt. Jetzt ist die Sache in Ordnung, und ich bin erleichtert.«

Wieder nach einer Weile kam eine Dame aus den sogenannten »besseren Ständen« zu mir. »Ihre Predigt von gestern hat mich einen schweren Gang gekostet«, sagte sie. »Wieso?« fragte ich. »Als ich noch ein Schulkind war, bestand die Sitte bei dem Kaufmann, bei dem wir unsere Schulhefte kauften, daß wir jeweils zwei Stahlfedern dazubekamen. Eines Tages waren mehrere Kunden im Laden, da schob er mir den Kasten mit Federn hin und sagte: ›Nimm sie dir mal selber!‹ Ich dachte: Die Gelegenheit ist günstig! und griff ordentlich hinein. Als ich nachher meine Beute besah, da waren es zweiunddreißig Federn, die ich gepackt hatte. Sie glauben nicht, wie diese zweiunddreißig Federn mein Gewissen zerstochen haben!« – »Doch, das glaube ich gern«, antwortete ich. »Aber wie ging die Sache weiter?« – »Nun ich bin hingegangen und habe dem Mann meinen Diebstahl bekannt und bezahlt. Glücklicherweise lebte er noch. Endlich lassen mich die Stahlfedern in Ruhe!«

Da erkannte ich, wie viele Menschen sich mit einem solchen Bann herumschleppen, der ihren Frieden stört.

Auf der nächsten Blankenburger Konferenz wurde ich so geleitet, in einer Ansprache die Geschichte von den fünfzehn Pfennigen zu erzählen und das, was darauf folgte. Am Schluß der Versammlung kam ein Herr zu mir und sagte: »Der Mann, der mit den fünfzehn Pfennigen zu tun hatte, der bin ich. Als ich sah, wie die Geschichte durch die deutschen Zeitungen ging und wie darüber gespottet wurde, da habe ich oft gedacht: Vielleicht war es doch ein Fehler, daß ich das Geld eingeschickt habe. Aber nachdem ich nun gehört habe, was für Segensfolgen die Geschichte gehabt hat, freue ich mich doppelt, daß ich es getan habe. Ich bin so dankbar, daß ich das heute hören durfte.«

Mein Freund, trägst Du Dich auch mit so einer Fensterscheibe herum? Hast Du auch einmal zuviel Geld zurückbekommen? Oder was war es sonst? Ich bitte Dich, bring die Sache in Ordnung durch ein offenes Bekenntnis und durch ein ehrliches Wiedergutmachen. Solange Du das nicht tust, ist Dein Friede gestört. Wenn der Heilige Geist seinen Finger auf so eine Geschichte in Deiner Vergangenheit gelegt hat, muß die Sache göttlich in Ordnung gebracht werden, sonst betrügst Du Dich selbst und betrübst den Heiligen Geist. Gott nimmt es genau! Der Rücken muß frei sein gegen den Feind! Jeder Bann muß weg!

Zweierlei Bibellesen

Es gibt zwei Weisen, die Bibel zu lesen. Die eine bringt nicht viel ein. Die andere aber bringt reiche Frucht für unser Leben. Ich habe lange auf die erste Art die Bibel gelesen, weil ich die andere nicht kannte. Da bekam ich Schwesternbriefe des längst heimgegangenen Pfarrers Hoffmann vom Diakonissenhaus in Stuttgart in die Hand, durch die ich die zweite Art des Bibellesens kennenlernte, die mir reichen Segen brachte. Darum möchte ich davon sprechen.

Welches ist denn die erste – und ziemlich unfruchtbare – Art des Bibellesens?

Man liest das Kapitel, das gerade – nach einem Bibelleseplan – an der Reihe ist. Man nimmt sozusagen die Bibel in die Hand und liest Gott ein Kapitel daraus vor, das er ja längst kennt.

Wenn man mich nach dem Lesen eines solchen Kapitels gefragt hätte: »Was für einen Gewinn hat dir dies Kapitel gebracht?« – ich hätte nicht viel zu antworten gewußt. »Nun, ich habe mein Kapitel gelesen und damit doch meine Pflicht getan.« Und wenn ich das nicht direkt gesagt hätte, dann hätte ich doch so gedacht. Viele denken, daß ihr Bibellesen ein gutes Werk sei, das getan werden muß, eine christliche Pflicht, die erfüllt werden muß.

Einen wirklichen, bleibenden Gewinn bekam ich durch diese Art des Bibellesens nicht. Da kam mir der Rat vor die Augen und in die Hand, den Pfarrer Hoffmann seinen Schwestern gab. Er schrieb ihnen, sie sollten die Bibel immer mit einem Fragezeichen lesen, mit dem Fragezeichen der Selbstprüfung. Sie sollten sich nach einem Vers oder nach einem Abschnitt fragen: Habe ich das schon? Weiß ich das schon? Tue ich das schon?

Das habe ich mir gemerkt und diesen Rat befolgt. Und mit einem Male wurde mein Bibellesen ganz anders, viel gesegneter und fruchtbringender. Jetzt nahm ich nicht mehr die Bibel in die Hand und las dem Herrn daraus vor, sondern jetzt nahm der Herr die Bibel in die Hand und las mir daraus vor.

Denn wenn ich fragte: Bin ich das schon, was da steht?, dann war es, als ob das Wort Gottes mich mit anklagenden Augen ansähe und mich fragte: So lange schon bekehrt – und das bist du noch nicht? Und das weißt du noch nicht? Und es war nicht das Wort, das so mit mir redete, es war der Herr selber, der durch das Wort zu mir sprach. Und ohne daß ich es wußte und wollte, kam ich ins Beten und sagte: »Ach, Herr, vergib mir, daß ich noch nicht so bin, wie ich sein soll, daß ich das noch nicht habe, was du mir anbietest!« Und dann hieß es weiter: »Ach Herr, gib mir doch, was mir noch fehlt!«

So entstand eine Zwiesprache mit dem Herrn. Er sprach mit mir durchs Wort, und ich sprach mit ihm im Gebet. Und ich wurde gesegnet, denn ich erkannte meinen Mangel und bat ihn um Hilfe und Erneuerung.

Darf ich Dir an einem Beispiel zeigen, wie ich das Bibellesen mit dem Fragezeichen meine?

Ich kam beim Bibellesen in 1. Petrus 2, Vers 7 an das Wort: »Euch nun, die ihr glaubet, ist er köstlich.« Da hielt ich an und fragte mich: Ist er mir köstlich? Und ich konnte mir die Antwort geben: Ja, er ist mir köstlich. Aber das Wort ließ mich nicht so schnell wieder los und fragte mich weiter: Warum ist er dir denn köstlich? Und nach kurzem Überlegen konnte ich sagen: Er ist mir köstlich um seiner Krippe willen, daß er den Himmel verließ und zu uns auf unsere arme Erde kam. Er ist mir köstlich um seines Kreuzes willen, an dem er die Erlösung auch für mich vollbrachte. Er ist mir köstlich um seines leeren Grabes willen, weil er Leben und unvergängliches Wesen ans Licht gebracht hat.

Und wieder fragte eine Stimme: Ist das alles? Und nach kurzem Überlegen konnte ich sagen: Nein, das ist nicht alles. Er ist mir köstlich als Führer durch mein Leben, als der Hörer meiner Gebete, als der Tröster in meinem Leid.

Und wieder fragte die Stimme: Ist das alles? Nein, sagte ich, das ist nicht alles. Er ist mir köstlich um seines Wortes willen, das er zu uns, auch zu mir geredet hat. Er ist mir köstlich um seines Geistes willen, den er auch mir gegeben hat. Er ist mir köstlich um seines Blutes willen, durch das er uns – auch mich – rein macht von aller Sünde.

Und wieder fragte die Stimme: Ist das alles? Nein, er ist

mir köstlich, daß er mich, der nicht in seinen Dienst wollte, in seinen Dienst gerufen hat. Er ist mir köstlich, daß er mir zu diesem Dienst Kraft und Gnade gegeben hat für Leib und Seele, wo ich doch wegen eines Halsleidens von den Ärzten als unheilbar bezeichnet worden war, und nun darf ich ohne Ermüdung in den größten Kirchen und Sälen sprechen. Er ist mir köstlich, weil er in großer Gnade meinen Dienst in Wort und Schrift anerkannte durch Errettung von Menschen.

So entstand durch meine Antworten auf diese Fragen ein ganzes Büchlein, die Selbstzeugnisse: »Ein köstlicher Heiland.«

Aber das Wort fragt uns auch ernster. Wenn wir etwa Kolosser 3,12 lesen: »So ziehet nun an als die Auserwählten Gottes, als die Heiligen und Geliebten, herzliches Erbarmen, Freundlichkeit, Demut, Sanftmut, Geduld – und nun wenden wir unser Fragezeichen an: Habe ich das schon? Herzliches Erbarmen mit der Not der Menschen um mich her? Freundlichkeit im Verkehr mit den Menschen, mit denen ich zusammenkomme? Demut, daß ich andere höher achte als mich? Sanftmut, daß ich mir auch schlechte Behandlung gefallen lassen kann? Geduld, daß ich nicht aufbegehre, wenn etwas nicht so schnell und so gut gemacht wird, wie ich es mir denke? Ach, wenn ich da mein Fragezeichen mache, dann muß ich mich sofort an Gott wenden: »Ach Herr, vergib mir!« Aber auch: »Ach Herr, gib mir!«

Nicht wahr, Du siehst, solches Bibellesen bringt Gewinn für das innere Leben. So ein Bibellesen vermittelt uns einen tiefen Segen. Wenn man bei den Worten etwas länger verweilt, macht man kostbare Entdeckungen.

So ging es mir kürzlich mit dem Wort in Epheser 2, 19: »So seid ihr nun nicht mehr Gäste und Fremdlinge, sondern Bürger mit den Heiligen und Gottes Hausgenossen.« Was bin ich nach diesen Worten? fragte ich mich. Ein Bürger mit den Heiligen. Also habe ich Bürgerrecht in der Stadt Gottes. Und was bin ich außerdem? Gottes Hausgenosse! Das heißt doch: Gott ist der Hausvater, ich bin sein Hausgenosse. Wenn aber Gott mein Hausvater ist, muß ich mir dann Sorgen machen, woher ich bekomme, was ich brauche: Essen, Kleidung, Miete und so weiter? Nein, jeder Hausvater sorgt für die Seinen. Wieviel mehr der Herr, unser Gott!

Wie hat mich dieses Wort gesegnet und gefreut! Es ist so, wenn wir anfangen, unsere Bibel mit dem Fragezeichen an uns selbst zu lesen, dann werden wir überreich gesegnet sein. Dann freuen wir uns über sein Wort wie »einer, der eine große Beute kriegt«, wie der Psalmist sagt.

Ich bitte Dich: Wenn Du Deine Bibel liest, dann lies sie nach dem Rat von Pfarrer Hoffmann mit dem Fragezeichen der Selbstprüfung!

Die drei kleinen G

Als meine Kinder noch klein waren, hingen an der Wand drei gestickte Worte, »die drei kleinen G«: ganz, gern, gleich. So soll der Gehorsam der Kinder geschaffen sein. Sie müssen lernen, ganz zu gehorchen, gern zu gehorchen und gleich zu gehorchen.

Ganz, nicht nur soweit es ihnen paßt und gefällt, sondern ganz, so wie die Eltern es wollen. Wie oft ertappte ich die Kinder und später auch die Enkel dabei, daß sie nur halb gehorchten. Wenn sie Lust dazu hatten, erfüllten sie den gegebenen Befehl. Aber wenn sie keine Lust mehr hatten, dann unterließen sie es.

Und mit dem »gern« war es auch so eine Sache. Wie oft, wenn ich einen Auftrag gab, sah ich, daß sich die Unterlippe vorschob. Das war ein Zeichen, daß der Auftrag einem nicht angenehm war, daß man ihn nicht gern ausführte. Vielleicht wollte man gerade lieber spielen, oder was man sonst vorhatte. »Das kann mal jemand anders machen. Immer soll ich es tun!« Wenn dann der Vater auf seinem Willen bestand, dann wurde er zwar ausgeführt, aber es war deutlich zu merken, wie ungern es geschah. Wie manche Mutter gibt dann dem Mißmut des Kinder nach und sagt: »Wenn du es so ungern tust, dann laß es nur, dann tue ich es selber!« So wird das Kind im Ungehorsam bestärkt, und es wird ihm ein schlechter Dienst geleistet.

Zuletzt kommt das »gleich«. Wie oft wünschten meine Kinder, erst noch dies und das tun zu dürfen, dann sollte der Auftrag auch ausgeführt werden. Aber wenn man da nachgegeben hätte, dann wäre er nie ausgeführt worden. Ich bestand auf dem »gleich«.

Wenn die Kinder diese drei G gelernt und geübt haben, dann haben sie etwas Wichtiges gelernt fürs Leben. Denn unser Gott verlangt auch, daß wir ganz und gern und gleich gehorchen. Ihn befriedigt und erfreut nur so ein Gehorsam, der ganz und gern und gleich seine Wünsche und Weisungen ausführt.

Haben wir schon gelernt, ganz zu gehorchen? Der König Saul hatte es nicht gelernt, und darüber verlor er seine Krone. Der Prophet Bileam hatte auch nicht gelernt, ganz zu gehorchen. Trotz großartiger Reden, daß ihm der König Balak ein Haus voll Gold und Silber geben könne, er würde doch nicht mitgehen, – tat er es doch und lief in sein Unheil.

Vielleicht gab Dir Gott einen Auftrag durch einen Menschen: »Ach, wenn Sie dahin kommen, dann besuchen Sie doch auch meinen Bruder, der noch nicht gerettet ist.« Du kamst an den Ort und machtest den Besuch – der Bruder war aber nicht zu Hause. Nun begnügtest Du Dich damit, den Besuch gemacht zu haben. Der Wunsch des Auftraggebers ging aber dahin, daß Du mit dem Manne über seine Seele reden möchtest. Das tatest Du aber nicht, Du begnügtest Dich damit, den Auftrag halb ausgeführt zu haben. Das war eine Enttäuschung für Deinen Auftraggeber – und gewiß auch eine Enttäuschung für Gott.

Und wie steht es bei uns mit dem »gern«? Gehorchten wir immer gern? Ach, wie oft haben wir den Willen Gottes auf die Waage gelegt, um festzustellen, ob er leicht oder schwer war. Und wenn er uns nicht leicht vorkam, dann taten wir ihn entweder gar nicht oder doch nur sehr ungern.

In jedem Hause wird nach dem »jemand anders« gerufen, gerade wie in der Kinderstube. Wenn Gott etwas auftrug, dann meinte man: Das kann mal jemand anderer machen. Und – die Ausführung unterblieb.

Und das Wörtchen »gleich« – hat es uns nicht auch etwas zu sagen? Ich weiß von einem älteren Christen, der einen besonders gelassenen und friedevollen Eindruck machte. Den fragte man nach seinem Geheimnis. Er antwortete: »Mein Geheimnis? Ich habe gar kein Geheimnis. Ich habe mich nur daran gewöhnt, mir von Gott nie etwas zweimal sagen zu lassen.«

Aber damit hatte er uns sein Geheimnis verraten. Er gehorchte *gleich*. Und wir? Haben wir uns von Gott nicht manchmal etwas zehn- oder zwanzigmal sagen lassen, ehe wir es taten? Ich muß es von mir bekennen. Wie oft legte

Gott seine Hand auf meine Pfeife und sagte: »Hör damit auf!« Aber ich war nicht bereit, jetzt schon zu gehorchen. Ich setzte mein Rauchen fort. Bis endlich der Tag kam, wo ich merkte: Jetzt oder nie! Jetzt erwartet Gott Gehorsam – oder dein Leben verläuft weiter im Ungehorsam und im Unsegen. Und nie habe ich bereut, endlich gehorsam geworden zu sein! Ich wünschte nur, ich hätte Gott gleich gehorcht. Sein Friede hätte eher mein Herz ganz erfüllt und regiert. Denn ich rauchte schon lange im bewußten Ungehorsam gegen Gott, der mir sagte: Wer nicht absagt allem, was er hat, der kann nicht mein Jünger sein!

Mein Bruder, meine Schwester, willst Du, daß Dein Leben ein gesegnetes Leben wird, dann sei Gott gehorsam, und zwar ganz, gern und gleich!

Freude – allewege!

An die Philipper schreibt Paulus das Wort: »Freuet euch in dem Herrn allewege – und abermals sage ich: Freuet euch!«

Als er diese Worte schrieb, befand er sich im Gefängnis in Rom. Er war zusammengekettet mit einem römischen Soldaten. So war er keinen Augenblick allein, immer war der Soldat dabei. Ob er betete oder Besuche empfing, ob er Briefe diktierte, oder was er tat, immer war der Soldat dabei.

War das nicht eine schreckliche Lage? Wer wäre da nicht launisch und deprimiert geworden? Paulus nicht. Kein Brief des Apostels ist so voll von Äußerungen seiner Freude und Aufforderungen zur Freude wie dieser Brief an die Philipper. Er kannte diese Freude am Herrn – allewege. Darum konnte er sie andern anraten und empfehlen.

Viele Gründe zur Freude sind im Laufe der Zeit für uns dahingeschwunden.

Aber *ein* Freudengrund ist unverändert geblieben, die Freude am Herrn. Ja, gerade in der gegenwärtigen Zeit beweist sich dieser Freudengrund als wertbeständig. Wenn auch alles wankt und bricht: Jesus besteht, und seine Gnade währt ewig. Er ist unwandelbar derselbe.

Das will Paulus den Philippern sagen. Das müssen auch wir wissen.

Wie gut ist es, daß wir uns mit Woltersdorf freuen dürfen:

»Daß ich einen Heiland habe,
der vom Kripplein bis zum Grabe,
bis zum Thron, da man ihn ehret,
mir, dem Sünder, zugehöret.«

Und wie kann man ihn gerade in einer schweren Zeit erleben und erproben! In guten Tagen ein Christ zu sein, das ist nicht schwer. Aber in schweren Tagen und Nächten, da wird man sich erst bewußt, was man an ihm hat.

Paul Gerhardt lebte in der schweren Zeit des Dreißigjährigen Krieges. Er mußte seine Kinder begraben. Er mußte seine Stelle aufgeben. Er ging durch viel Trübsal und Not hindurch. Und doch konnte er singen:

»Mein Herze geht in Sprüngen
und kann nicht traurig sein,
ist voller Lust und Singen,
sieht lauter Sonnenschein.
Die Sonne, die mir lachet,
ist mein Herr Jesus Christ,
das, was mich singen machet,
ist, was im Himmel ist.«

Ich habe einen Freund, einen gläubigen Pfarrer. Dessen Haus wurde durch eine Brandbombe getroffen, so daß es lichterloh brannte. Da schleppten seine Freunde, die seine Liebe zur Musik kannten, seinen Flügel aus dem brennenden Haus und einen Stuhl. Als sie beides auf die Straße gestellt hatten, setzte sich der Mann an den Flügel und spielte und sang:

»Sollt ich meinem Gott nicht singen,
sollt ich ihm nicht dankbar sein?
Denn ich seh in allen Dingen,
wie so gut er's mit mir meint!«

Der kannte etwas von dieser Freude »allewege«.

In E. lebten zwei ältere Schwestern, bei denen ich öfter im Hause war, wenn ich in Ostfriesland zu predigen hatte. Eines Morgens gehen sie in die Stadt, um Besorgungen zu machen. Da gibt's Fliegeralarm. Sie eilen in den nächsten Bunker. Es ist ein schwerer Angriff, der einen großen Teil der Stadt zerstört. Stundenlang müssen sie im Bunker bleiben, bis der Angriff endlich vorbei ist. Aber als sie nach Hause gehen, da haben sie kein Zuhause mehr. Das Haus, das 56 Jahre lang ihre Heimat gewesen war, wo Vater und Mutter lebten und starben, ist nur noch ein rauchender Schutthaufen!

Und da stehen die beiden Schwestern vor den Trümmern und singen:

»Und ob auch die irdische Hütte zerbricht,
mein Vater ist reich, darum sorge ich nicht,
bin ein königlich Kind, ein königlich Kind,
durch Jesum, den Heiland, ein königlich Kind.«

Die kannten etwas von der Freude »allewege«.

Und als sie dann ein Unterkommen in der Stadt L. gefunden hatten, da schrieben sie mir: »Nun haben wir auch ein Bett geliehen bekommen! Wie reich sind wir nun!«

Das kann der Herr machen. So kann er ein Herz füllen mit Friede und Freude durch seinen Geist.

Ach, daß wir es auch lernten, Du und ich, uns allewege im Herrn zu freuen. Wie würde Jesus Christus dadurch verherrlicht! Was für ein Zeugnis wäre das für unsere Umwelt! Gott gebe, daß wir es lernen, was der Apostel den Philippern schreibt:

»Freuet euch in dem Herrn allewege.«

Vom rechten Werfen

Vom Werfen stehen zwei Worte in der Schrift, die von großer Bedeutung sind. Das eine Wort heißt: »Alle eure Sorge werfet auf ihn, denn er sorget für euch« (1. Petrus 5, 7). Und das andere heißt: »Werfet euer Vertrauen nicht weg, welches eine große Belohnung hat« (Hebräer 10, 35).

Aber wir tun oft so in der Praxis des Lebens, als ob die Worte anders lauteten, als ob wir aufgefordert würden, die Sorgen nicht fortzuwerfen, sondern das Vertrauen wegzuwerfen.

Hand aufs Herz, so hast Du es doch auch schon gemacht, nicht wahr? Dann mußt Du das rechte Werfen lernen.

Fortwerfen sollen und dürfen wir unsere Sorge, *alle* unsere Sorge. Wir leben in einer Zeit, wo die Sorge uns überrennen und überrumpeln will.

»Was werden wir essen? Was werden wir trinken? Womit werden wir uns kleiden?« Diese Fragen, von denen Jesus sagt, daß die *Heiden* sie stellen, beherrschen heute fast jedes Gespräch bei jung und alt.

Aber hat es irgendeinen Zweck und Wert, sich mit solchen Sorgen abzugeben? Nicht im geringsten! Die Last, die wir zu tragen haben, wird durch unsere Sorge um nichts leichter. Im Gegenteil! Der Dichter sagt mit Recht:

»Was helfen uns die schweren Sorgen,
was hilft uns unser Weh und Ach?
Was hilft es, daß wir alle Morgen
beseufzen unser Ungemach?
Wir machen unser Kreuz und Leid
nur größer durch die Traurigkeit.«

Und wie recht hat doch Paul Gerhardt, wenn er uns zuruft:

»Mit Sorgen und mit Grämen
und mit selbsteigner Pein
läßt Gott sich gar nichts nehmen,
es muß erbeten sein.«

Es ist aber nicht nur ganz zwecklos, sich Sorgen zu machen, es ist auch eine Sünde. Der Herr Jesus hat es uns ausdrücklich verboten und gesagt: »Ihr sollt nicht sorgen!« (Matthäus 6, 31) und wiederum: »Sorgt nicht für euer Leben, was ihr essen und trinken werdet, auch nicht für euren Leib, was ihr anziehen werdet!« »Trachtet am ersten nach dem Reich Gottes und nach seiner Gerechtigkeit, so wird euch solches alles zufallen. Darum sorget nicht für den anderen Morgen; denn der morgende Tag wird für das Seine sorgen. Es ist genug, daß ein jeglicher Tag seine eigene Plage habe.«

Wenn das Sorgen zwecklos und überdies sündhaft ist,

dann fort damit! Dann gilt es, die Sorgen dem Worte des Petrus gemäß fortzuwerfen. Achten wir wohl darauf, fort*werfen* sollen wir sie, nicht fort*legen*. Was ich fortlege, das kann ich mir leicht wiederholen. Aber was ich fortwerfe, das bin ich los. Das ist nicht mehr in erreichbarer Nähe. Ach, viele legen ihre Sorgen nur fort, indem sie sie betend dem Herrn sagen – aber dann holen sie sie wieder und schleppen sie weiter. Das bringt keinen Gewinn. Fortwerfen müssen wir die Sorgen. Einen Entschluß müssen wir fassen, unsere Sorgen alle zusammenpacken, und dann fort damit!

Aber wohin damit? Petrus sagt es uns: auf den Herrn sollen wir sie werfen. Das heißt: Ihm sollen wir sie anbefehlen. Dann wird er sie uns abnehmen. Dann wird er für uns sorgen.

Ja, wird er das sicherlich tun? Ja, das wird er! Lies doch einmal die ganze Rede, die Jesus in Matthäus 6 gegen den Sorgengeist gehalten hat. Da fordert er uns auf: »Sehet die Vögel unter dem Himmel an: sie säen nicht, sie ernten nicht, sie sammeln nicht in die Scheunen; und euer himmlischer Vater nährt sie doch. Seid ihr denn nicht viel mehr als sie?« Und dann fährt er fort: »Und warum sorgt ihr für die Kleidung? Schaut die Lilien auf dem Felde an, wie sie wachsen: sie arbeiten nicht, auch spinnen sie nicht. Ich sage euch, daß auch Salomo in aller seiner Herrlichkeit nicht bekleidet gewesen ist wie eine von diesen. Wenn also Gott das Gras auf dem Felde so kleidet, das doch heute steht und morgen in den Ofen geworfen wird: sollte er das nicht viel mehr euch tun, ihr Kleingläubigen?«

In diesen Worten hat er es ganz klar und unzweideutig ausgesprochen, daß er die Fürsorge für uns übernimmt. Wenn Gott für die Vögel und für die Blumen sorgt, dann sorgt er auch für uns, ja für uns noch viel, viel mehr!

Wir stehen vor einem großen Entweder – Oder. Entweder

wir sorgen – dann vertrauen wir nicht. Oder wir vertrauen, dann sorgen wir nicht.

Dazu mahnt uns aber besonders der Hebräerbrief, das Vertrauen ja nicht wegzuwerfen, weil es eine große Belohnung hat. Wer vertraut, der erfährt, daß der Herr wirklich und wahrhaftig die Fürsorge für ihn übernimmt.

Und wenn er es nicht auf eine natürliche Weise tut, dann tut er es auf eine übernatürliche Weise. Als er den Propheten Elia an den Krith schickte, sagte er zu ihm: »Ich habe den Raben geboten, daß sie dich dort versorgen!« Und jeden Morgen und jeden Abend kamen die Raben geflogen und versorgten den Propheten mit Brot und Fleisch. Und dann schickte Gott ihn nach Zarpath, wo er einer Witwe geboten hatte, ihn zu versorgen. Und so geschah es drei Jahre lang. Das Mehl im Kad verbrauchte sich nicht, und der Ölkrug war voll bis zu dem Tag, als es der Herr wieder regnen ließ.

Und soll ich an die Wüstenwanderung Israels erinnern? Vierzig Jahre lang gab Gott ihnen Nacht für Nacht Manna vom Himmel. Und jeden Morgen durften sie soviel sammeln, wie sie für sich und die Ihrigen brauchten.

Ja, wir haben einen Gott, der Wunder tut. Daran wollen wir doch heute besonders denken, damit wir es lernen, ihm unbedingt zu vertrauen. Und wir werden es ganz gewiß auch in der heutigen Zeit erfahren, was im 37. Psalm geschrieben steht: »Sie werden nicht zuschanden in der bösen Zeit, und in der Teuerung werden sie genug haben.« Wenn Gott alles kann – eins kann er nicht: die enttäuschen, die ihm vertrauen. Das ist gewiß wahr.

Und nun habe ich zum Schluß eine Bitte. Es gibt ein kostbares Lied von Woltersdorf, das von den Sorgen handelt und wie man sie vertreiben kann. Das bitte ich Dich auswendig zu lernen und Deine Kinder auswendig lernen zu lassen, ebenso wie ich Dich bitten möchte, den ganzen

Abschnitt der Bergpredigt, der vom Sorgen handelt, auswendig zu lernen und lernen zu lassen. Daran hat man einen wahren Schatz für schwere Zeit.

Das Lied von Woltersdorf lautet:

Weicht, ihr finstern Sorgen,
denn auf heut und morgen
sorgt ein andrer Mann.
Laßt mich jetzt mit Frieden,
dem hab ich's beschieden,
der es besser kann.
Schreit die Welt gleich immer: Geld!
Ich will Hosianna schreien,
glauben und mich freuen.

Der die Haare zählet,
dem kein Sperling fehlet,
der die Raben speist,
der hat mich geschaffen,
der bedarf kein Schlafen,
der ist nicht verreist;
der den Sohn so lange schon
für mein Heil dahingegeben,
der ist noch am Leben.

Mir den Erben schenken
und sich noch bedenken,
wenn's am Brote fehlt:
Das ist ohne Zweifel
ein Gedicht vom Teufel,
der die Herzen quält.
Bösewicht, begreifst du's nicht?
Der sein Kind nicht abgeschlagen,
was wird der versagen?

Der die Seele speiset
und ihr mehr erweiset
als den Wert der Welt,
der mir Leib und Leben
wunderbar gegeben,
wunderbar erhält,
der es kann und der's getan,
diesen traget erst zu Grabe,
eh' ich Mangel habe.

Nun, so weicht, ihr Sorgen,
denn auf heut und morgen
sorgt ein andrer Mann.
Ich will ruhig bleiben,
meine Arbeit treiben,
wie ich immer kann.
Christi Blut stärkt meinen Mut
und läßt mich in Not und Plagen
nimmermehr verzagen.

In himmlischen Örtern

In Epheser 2 stieß ich beim Bibellesen auf ein merkwürdiges Wort. Luther übersetzt es: »Gott hat uns samt Ihm in das himmlische Wesen gesetzt in Christo Jesu.« Wörtlich lautet das Wort: »Er hat uns samt Ihm in himmlische Örter gesetzt.« Da stutzte ich. Er hat uns in himmlische Örter versetzt? Das *wird* er einmal tun – aber das *hat* er doch noch nicht getan?!

Wie sollte ich das verstehen?

Wenn ich ein Wort nicht verstehe, dann bitte ich Gott ganz einfach, er möge es mich verstehen lassen durch ein Erlebnis oder auf irgendeine Art. So tat ich es auch mit diesem Wort.

Eines Tages machte ich mit meiner Familie einen Spaziergang den Berg hinauf, an dessen Fuß Blankenburg liegt und auf dessen Gipfel die Ruinen der Burg Greifenstein stehen. Es war die Zeit, als die ersten Autos fuhren und jedes Auto noch ein Ereignis war.

Als wir oben auf der Bergeshöhe standen, sahen wir unten im Tal ein Auto daherkommen. Wir sahen unten die Leute zur Seite springen, um nicht überfahren zu werden. Wir sahen, wie sich hinterher eine Staubwolke erhob, denn die Straßen waren damals noch nicht asphaltiert wie heute. Und wir auf unserer Höhe – wir sprangen nicht zur Seite, wir wurden auch nicht von der Staubwolke belästigt, denn – *wir standen drüber.* Da ging es mir mit einem Male durch den Sinn: Das ist die Erklärung von Epheser 2, 6. Es heißt: im Glauben drüberstehen. Das Auto war da, die Gefahr war da, die Staubwolke war da, aber es gab einen Platz, wo uns das Auto nicht belästigte, denn wir standen drüber.

Es gibt einen Platz, wo man über den Schwierigkeiten steht. Wir wären töricht, wenn wir sagen würden: Es gibt keine Schwierigkeiten. Gewiß, die Schwierigkeiten gibt es. Aber es gibt einen Platz, wo man drübersteht. Und diesen Platz dürfen wir im Glauben einnehmen.

Mit einem Mal verstand ich auch, was Offenbarung 1, 6 sagt: »Er hat uns zu Königen und Priestern gemacht.« Er *hat* uns? So fragte ich mich früher. Er *wird* uns einmal zu Königen machen, wenn er uns die Krone des Lebens geben wird, wenn uns die Krone der Gerechtigkeit zuteil wird, die der Herr all denen geben wird, die seine Erscheinung liebhaben. Aber er *hat* uns zu Königen gemacht? Nun hatte ich auch den Schlüssel zu dieser Stelle in der Hand, und der Schlüssel schloß sie mir auf.

Könige stehen drüber, über dem Streit der Parteien und der Klassen im Volke. Sie nehmen einen höheren Platz ein, wie es in unserer früheren Nationalhymne hieß: »Nicht Roß, nicht Reisige sichern die steile Höh, wo Fürsten stehn.«

Als Saul, der Sohn des Kis, zum König von Israel gewählt worden war, brachte man ihm Huldigungsgeschenke. Aber einige böse Leute sprachen: »Was sollte uns dieser helfen?« und verachteten ihn und brachten ihm kein Geschenk. Und nun kommt ein wundervolles Wort: »Aber er tat, als hörte er's nicht.« Das war königlich gehandelt. Er hörte es wohl, daß einige junge Leute über ihn schimpften und sagten, sie selber hätten noch einen ganz anderen König abgegeben als dieser Saul. Aber er sagte sich: Ich bin nun König von Israel, da ist es nicht meine Sache, mich umzudrehen und zu sehen, wer da hinter mir schimpft. Das war königlich gehandelt. Er stand drüber.

Der König Friedrich Wilhelm IV. von Preußen war ein wahrhaft frommer Mann, wie auch seine Gemahlin, die Königin Elisabeth, von Herzen gläubig war, aber eine böse Eigenschaft hatte der König. Er konnte sich über Kleinigkeiten oft sehr aufregen und dann maßlos heftig werden.

Eines Tages hatte sich ein Diener irgendeine Nachlässigkeit zuschulden kommen lassen, was den König sehr erregte, so daß er den Diener in heftiger Weise ausschimpfte. Da kam die Königin herein, hörte und sah, was da vorging. Sie sah sich mit suchenden Augen im Gemach um, so daß es dem König auffiel. »Suchst du etwas, Elisabeth?«

fragte er. »Ja«, sagte sie, »ich suche den König.« Das traf ihn. Er erkannte, daß er nicht königlich gehandelt hatte.

Handelst Du immer königlich, mein Bruder, meine Schwester? Stehst Du über den Nöten und Schwierigkeiten des Alltags, oder läßt Du Dich von ihnen in Erregung und Heftigkeit hineinreißen?

Nimm im Glauben Deinen Platz ein in den himmlischen Örtern, daß Du über den kleinen Unannehmlichkeiten des Alltags stehst. Aber – behaupte auch diesen Platz im Glauben! Dieser Platz muß nicht nur im Glauben eingenommen, er muß auch im Glauben festgehalten werden.

Missionarische Reihe der TELOS-Sondertaschenbücher:

S 700 Anton Schulte
Lohnt es sich zu leben?

S 701 Billy Graham
Geboren, um zu sterben?

S 702 Gerhard Bergmann
Was habe ich vom Glauben?

S 703 Leighton Ford
Wo finde ich Gott?

S 704 Anton Schulte
Das habe ich mit Gott erlebt

S 705 Norman Warren
Wissen Sie, was Leben ist?

S 706 A. E. Wilder Smith
Warum läßt Gott es zu?

S 707 Bernd Wetzel
Fußball – unser Leben!

Weitere TELOS-Sondertaschenbücher

S 802 Gerhard Bergmann
Was kommt auf uns zu?

S 804 Richard Kriese
Jeder nach seiner Fasson?

S 805 Klaus Vollmer
Es müßte keiner einsam sein

S 806 Gerhard Bergmann
Grundfragen des Lebens

S 807 Anton Schulte
Christsein – die große Chance

S 808 Paul Deitenbeck
Gott ist pro

S 809 Gerhard Bergmann
Liebe – so und anders

S 810 A. E. Wilder Smith
Die Demission des wissenschaftlichen Materialismus

S 812 John Bunyan
Der unfruchtbare Feigenbaum

S 813 Gerhard Bergmann
Brauchen wir Jesus Christus?

S 814 L. A. T. Van Dooren
Strebe vorwärts

S 815 Martin Homann
Kann denn Liebe Sünde sein?

S 816 Michael Green
Ich bin kein religiöser Typ

S 817 Luis Palau
Was soll ich für dich tun?

S 818 Michael Green
Es komme mir keiner mit Tatsachen

S 819 Ortwin Schweitzer
Beweise mir Gott!

S 820 Paul E. Little
Ich weiß, warum ich glaube